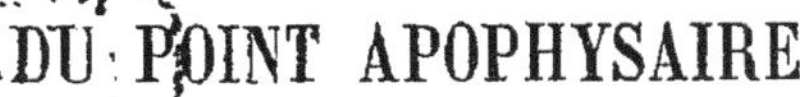

DU POINT APOPHYSAIRE

DANS

LES NÉVRALGIES

ET DE

L'IRRITATION SPINALE

PAR

LE Dr ARMAINGAUD

Professeur du Cours municipal d'hygiène de Bordeaux,
Membre de la Société de Médecine et de Chirurgie de Bordeaux,
Membre de la Société d'Anthropologie de Paris.

PARIS

ADRIEN DELAHAYE, LIBRAIRE-ÉDITEUR

place de l'École-de-Médecine.

1872

DU POINT APOPHYSAIRE

DANS

LES NÉVRALGIES

ET DE

L'IRRITATION SPINALE

Bordeaux, imp. Duverdier et Cie (Durand, directeur), rue Gouvion, 7

DU POINT APOPHYSAIRE

DANS

LES NÉVRALGIES

ET DE

L'IRRITATION SPINALE

PAR

LE Dr ARMAINGAUD

Professeur du Cours municipal d'hygiène de Bordeaux,
Membre de la Société de Médecine et de Chirurgie de Bordeaux,
Membre de la Société d'Anthropologie de Paris.

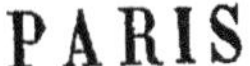

PARIS

ADRIEN DELAHAYE, LIBRAIRE-ÉDITEUR
place de l'École-de-Médecine.

1872

DU

POINT DOULOUREUX APOPHYSAIRE

DANS LES NÉVRALGIES

ET DE L'IRRITATION SPINALE

Le présent travail se compose de trois parties. Dans la première, je présente des observations de névralgies offrant toutes le point apophysaire de Trousseau, et dont quelques-unes offrent, en outre, quelques particularités intéressantes dont je rechercherai la signification.

Dans la seconde partie, je cherche à établir l'existence, en tant qu'espèce morbide distincte, de l'affection décrite par les médecins anglais et américains, sous le nom d'*Irritation spinale*, existence contestée par la plupart des pathologistes français, et je montre les analogies que présente cette dernière affection, d'une part avec les névralgies avec point apophysaire, et d'autre part avec les affections que le Dr Cahen a décrites sous le nom de *Névroses vaso-motrices*.

Dans la troisième partie, je présente quelques considérations sur la fièvre intermittente et le goître exophthalmique, considérés comme névroses *vaso-motrices d'origine spinale*.

Enfin, au point de vue pratique, j'appelle l'attention de mes confrères sur un mode de traitement efficacement applicable dans un grand nombre de maladies nerveuses,

1

spécialement dans les névralgies rebelles et dans l'irritation spinale ; je veux parler des applications locales révulsives sur la colonne vertébrale, et j'émets le vœu qu'il soit plus souvent mis en pratique, m'appuyant sur les résultats obtenus par Ollivier d'Angers, par la plupart des auteurs que je cite, et enfin par moi-même.

Voici par quel enchaînement d'idées j'ai été conduit à faire cette étude comparative :

Pendant mes études médicales, j'avais souvent vu Trousseau, dans ses cliniques de l'Hôtel-Dieu, attirer l'attention des élèves sur l'existence, dans les névralgies, d'un point douloureux fixe non décrit jusqu'alors et qui siége au niveau des apophyses épineuses des vertèbres.

Pour en constater l'existence, il suffit de presser successivement les apophyses épineuses, en commençant par les deux premières, immédiatement au-dessous de l'os occipital, et descendant jusqu'au sacrum. On arrive ainsi à un point dont la pression fait brusquement redresser le malade, qui cherche à se dérober au contact, et parfois pousse un cri : on a touché le point douloureux. On peut constater, en même temps, que la pression des vertèbres situées au-dessus ou au-dessous ne fait éprouver aucune souffrance (¹).

Ayant eu souvent l'occasion de constater ce point apophysaire dans le service de Trousseau, je me suis mis à sa recherche, depuis que j'exerce la médecine, dans tous les cas de névralgie où il m'a été possible d'explorer la colonne vertébrale.

Comme on le verra par la lecture de mes observations, j'ai rencontré ce point douloureux dans onze cas, c'est-à-dire dans plus du tiers des cas de névralgie, car je n'ai pu

---

(1) Trousseau, *Clinique médicale de l'Hôtel-Dieu de Paris*, 3e édition, t. II, p. 384 et suivantes.

explorer complétement la colonne vertébrale qu'environ trente fois.

Ainsi, si le point apophysaire n'est pas aussi absolument constant que l'affirmait Trousseau, il est néanmoins très-fréquent, et je ne doute aucunement que tous les médecins n'en constatent l'existence dès qu'ils voudront se donner la peine d'explorer le rachis dans tous les cas de névralgies qui se présenteront à leur observation (¹).

Aussi, suis-je fort surpris de voir l'oubli inexplicable dans lequel est tombé ce point de séméiologie, depuis que Trousseau en a révélé l'existence. Aucun des traités de pathologie, même les plus récents, aucun recueil d'observations ou de leçons de clinique n'en fait mention. Ni Grisolle, ni M. Lorain, dans son édition du livre de Valleix, ni Niemeyer, ni Axenfeld, ni Jaccoud, dans leurs traités de pathologie interne, n'y font allusion. Enfin, M. Rigal, dans la thèse qu'il a récemment soutenue pour le concours d'agrégation, n'en parle pas davantage, et cependant il s'occupe longuement de la pathogénie des névralgies et de leur origine soit spinale, soit périphérique.

Cette omission est vraiment singulière, et la publication de mes observations n'eût-elle d'autre résultat que de relever de l'oubli un symptôme important, que cela suffirait, je crois, pour la rendre utile et opportune.

Mais un examen attentif de ces observations n'a pas tardé à faire surgir dans mon esprit l'idée d'un rapprochement entre les névralgies avec douleur apophysaire et l'affection désignée sous le nom d'*irritation spinale*, et à laquelle les médecins anglais et allemands ont fait jouer un très-grand rôle dans la pathogénie des maladies nerveuses.

(¹) Au moment où je livre ces feuilles à l'impression, le Dʳ Douaud me communique une observation dans laquelle il a récemment constaté le point apophysaire.

— 8 —

Cette affection n'a jamais été acceptée en France, en tant qu'espèce morbide distincte, que par deux pathologistes : Ollivier d'Angers (¹) et le professeur Axenfeld (²). Tous les autres médecins en ont nié l'existence, la considérant comme un simple symptôme lié à des maladies trèsdiverses.

Aussi n'en trouve-t-on la description que dans les ouvrages des deux auteurs que je viens de nommer. Jusqu'à ces derniers temps, je ne connaissais cette affection que par la description qu'en a donnée Ollivier, et comme il ne donne qu'un résumé très-incomplet et très-insuffisant des observations sur lesquelles il s'appuie, une grande confusion résulta pour moi de cette lecture, et je continuai à me demander si l'*irritation spinale* ne se confondrait pas tout simplement avec la névralgie comme le veut Valleix, ou si, au contraire, un certain nombre de névralgies ne devraient pas être considérées comme des exemples d'*irritation spinale?*

Il ne me restait donc qu'une chose à faire pour dissiper cette confusion : c'était de remonter directement aux observations sur lesquelles on s'est appuyé pour établir l'existence de l'*irritation spinale*, et j'ai trouvé fort heureusement dans l'excellent *Traité des névroses* du professeur Axenfeld, des indications bibliographiques suffisantes pour faire ces recherches. Du reste, les plus importantes de ces observations, qui nous viennent presque toutes d'Allemagne et d'Angleterre, ont été traduites et résumées dans la *Gazette médicale de Paris*, et je joins à la bibliographie allemande et anglaise l'indication des numéros de ce recueil où elles sont consignées, ainsi que l'indication

---

(¹) Olliviers d'Angers, *Maladies de la moelle*, 3ᵉ édition, 1837.
(²) Axenfeld, *Des Névroses* (dans le *Traité de pathologie*, de Requin).

des nouvelles observations que jai pu recueillir par mes propres recherches.

BIBLIOGRAPHIE

J. Franck, *Praxeos medicinæ univ.* P. II., vol. I, sect. I, p. 37.

S. Stiebel, *Kleine Beiträge z. Heilwissenschaft.* Francfort, 1823, in-8°, et *Rust's Magazin.* Bd. XVI, 1824.

Allan, *Glasg. med. Journal*, 1828. Brown, *On Irritation of the spinal nerves.* (*Glasg. med. Journal*, May. 1828.)

Darwall, *On Soms forms of cerebral and spinal irritation.* (*Midland med. Reporter*, May. 1829.)

Player, *On Irritation of the spinal nerves.* (*Quarterly Journal of med. sciences*, 1821.)

J. Hinterberger, *Beiträge z. d. Rückrathshrankh.* (*Salzb. med. chir.* Zeitung, 1828, Bd. III, p. 27.) *Abhandl. über d. Entzünd. D. Rückenmarks, etc.* Linz., 1831, in-8°.

J. Pridgin Teale, *A treatise on nevralg. diseases depend. upon irritation of the spinal marrow, etc.* London, 1829, in-8°.

Tate. *A treatise on Hysteria.* London, 1830, in-8°.

J. Parish. *Remarks on Spinal irritation.* (Americ, *Joarnal of the med. sciences*, 1832, et *Archives générales de Médecine,* 1832, t. I, p. 388.

William and Daniel Griffin, *Observ. on Fonctional affection of the spinal cord.* London, 1834, in-8°, et *Gazette Médicale de Paris*, 1835, p. 273.

Enz, *Beob. üb. mehrere d. symptomat. Krankeitsformein, etc.* (*Rust's Magazin*, 1834, Bd. XLI, p. 195, Bd XLIV, p. 43.), et *Gazette Médicale de Paris*, 1835, p. 726 et suiv.

J. Marshall, *Pract. observ. on Diseases occasioned by spinal irritation.* Lond. 1835, in-8°.

Cruveilher, *Du point dorsal et de sa valeur thérapeutique.* (*Bulletin de thérapeutique*, 1837, t. XII, p. 388.)

Ollivier (d'Angers), *De la moelle épinière et de ses maladies*, 3e édition, 1838, t. II, p. 209. — Appendice.

J.-H. Albers, *Die Reizung d. Rückenmarkes. Hannov, Annalem*, Bd. III, Heft 1.)

Stilling, *Unters. über die spinal-irritation.* Leipzig, 1840, in-8°.

Grossheim, *Mcd. Zeit. v. d. Verein f. Heilk. in Preussen*, 1840, n° 23.

Hirsch, *Beiträge z. Erkenntn. u. Heil. d. Spinalneurosen.* Kœnigsb., 1843, in-8º.

Türk, *Abhandl. üb. spinal-irritation.* Vienne, 1843, in 8º.

Eisenmann, *Zur spinal-irritation. Neue med. chir.* Zeit., 1844, I.

Mayer, *Ueber d. Unzulassigheit d. spinal-irrit. als besond Krankheit.* Mainz, 1849, in-8º.

G. Paton, *On the nature and treatment of spinal-affeetions. Edinb. med. and. surg. Journal,* april 1850.

Thomas, *Observations d'irritation spinale,* par le professeur Thomas, *Gazette Médicale de Paris,* 1835, p. 774.

Malone, *Remarques sur l'irritation spinale,* avec deux observations, *Gazette Médicale,* 1836, p. 278.

Waddel, *Du mécanisme de quelques maladies du nerf grand sympathique,* par le docteur Waddel, *Gazette Médicale de Paris,* 1835, p. 229.

Edw. Stanley, *De l'irritation de la mœlle épinière et de ses nerfs, Gazette Medicale de Paris,* 1834, p. 46.

Creuseton, *Gazette Médicale de Paris,* 1836, p. 217. (*Irritation spinale consécutive à une gastralgie.*)

Azenfeld, *Des névroses,* dans la *Pathologie interne de Requin,* t. IV, p. 284.

I

Observations de névralgies avec douleur apophysaire (¹)

Observation I. — *Névralgie du trijumeau.* — Point apophysaire au niveau des deux premières vertèbres cervicales. — Guérison par l'application d'un vésicatoire à la nuque.

Mme X..., trente-un ans, d'un tempérament lymphatico-sanguin, bonne constitution, vient me consulter le 28 février 1868, pour une névralgie trifaciale du côté gauche, très-intense, qui la fait souffrir depuis trois jours. — C'est la quatrième reprise de la névralgie depuis un an. Les trois atteintes qui ont précédé, ont toujours eu une durée d'aumoins quinze jours, et tous les traitements employés pour combattre ces trois atteintes : vésicatoires morphinés, sulfate de quinine, vératrine, ont échoué, et la maladie n'avait paru s'éteindre que par épuisement.

Les deux premières branches du trifacial sont atteintes, mais la branche ophthalmique est la plus douloureuse; l'œil du côté malade est injecté, battements des artères du même côté. J'explore la colonne vertébrale et je constate une douleur très-vive, provoquée par la pression sur les apophyses épineuses des deux premières vertèbres cervicales. Les autres vertèbres sont insensibles.

Ayant présent à l'esprit le succès obtenu par Ollivier d'Angers, par les applications locales sur la colonne vertébrale, et, considérant l'insuccès des traitements employés contre les atteintes précédentes, je me décide à appliquer immédiatement un vésicatoire de cinq centimètres carrés

---

(¹) La plus grande partie de ces névralgies ont été observées à Saint-Ciers-Lalande, localité paludéenne.

à la partie supérieure et postérieure du cou, sur la ligne médiane.

Dix heures après l'application du vésicatoire, la névralgie a presque disparu. Pansement simple avec du cérat. Cessation complète de la douleur dans la journée. Guérison.

Au bout de trois mois, nouvelle récidive : application immédiate d'un vésicatoire au même point, sans morphine. Guérison dès le deuxième jour. Aucune récidive depuis quatre ans.

Observation II. — *Névralgie du trifacial droit.* — Point apophysaire aux trois vertèbres cervicales. — Vésicatoire à la nuque. — Guérison.

Le 12 mai 1868, Mlle X..., dix-neuf ans, d'un tempérament très-lymphatique, d'une constitution faible, vient me consulter pour une névralgie exclusivement limitée à la branche ophthalmique droite. L'œil est gonflé et larmoyant. Battements dans les artères du même côté. C'est la deuxième atteinte depuis six mois et la quatrième depuis trois ans ; la malade est chloro-anémique, et depuis huit mois, est saturée de préparations ferrugineuses. Le sulfate de quinine a été employé avec persévérance, mais sans succès, contre la névralgie dont elle fut atteinte six mois auparavant, malgré la périodicité bien marquée qu'elle présentait et le lien qu'elle semblait avoir avec des accès antérieurs de fièvre paludéenne.

En pressant successivement les apophyses épineuses des vertèbres, je constate une douleur vive siégeant à la partie la plus inférieure de l'occipital et le long des apophyses épineuses des trois premières vertèbres cervicales. Quand j'augmente l'intensité de la pression, des irradiations douloureuses, lancinantes, se manifestent, non-seulement dans la branche ophthalmique qui est le siége de la névralgie, mais aussi dans la branche maxillaire supérieure, spécialement dans la région malaire. Les autres vertèbres sont insensibles.

Application immédiate d'un vésicatoire à la nuque; pansement simple. Cessation absolue de toute douleur huit heures après le premier pansement. Préparation de quinquina, à partir du troisième jour après la guérison. Pas de récidive.

Observation III. — *Névralgie trifaciale gauche.* — Point apophysaire. —.Vésicatoire à la nuque. — Guérison deux jours après

Le 20 février 1869, M. X..., cultivateur, âgé de trente-neuf ans, est atteint pour la deuxième fois depuis deux ans, d'une névralgie très-violente de la branche maxillaire supérieure du trifacial. Les deux points particulièrement douloureux siégent à la région sous-orbitaire et à la région malaire. Il souffre, depuis deux jours, d'une façon presque continue. La pression des deuxième, troisième et quatrième vertèbres cervicales provoque une douleur locale très-vive et une exaltation très-marquée de la douleur névralgique. Le premier accès de névralgie dont il fut atteint environ dix-huit mois auparavant, ayant présenté une périodicité très-marquée, le sulfate de quinine lui avait été administré avec succès, la première dose de un gramme ayant fait cesser la névralgie.

Je prescris donc de la quinine; mais cette fois-ci, vu la durée plus longue du premier accès, je lui en fais prendre 1 gramme 50 centigrammes, et, en même temps, j'applique sur la région malaire un vésicatoire que je panse ensuite avec de la morphine et du cérat.

La douleur n'en continue pas moins avec la même intensité pendant deux jours. J'applique alors un vésicatoire de cinq centimètres carrés au niveau des trois vertèbres douloureuses, et après le premier pansement, la douleur diminue très-notablement et devient supportable. Au bout de trois jours, guérison. Je n'ai pas revu le malade depuis, et j'ignore s'il y a eu récidive.

Mme X..., vingt-sept ans, d'un tempérament lymphatique, ayant eu à plusieurs reprises des accès de fièvre intermittente, mais aucune autre maladie. Depuis deux jours, elle éprouve une douleur très-vive dans tout le cinquième espace intercostal gauche. Je cherche les points douloureux fixes, et j'en trouve trois : *deux points postérieurs*, l'un dans la gouttière vertébrale, l'autre sur l'apophyse épineuse de la deuxième dorsale; le troisième point est antérieur et siége à 1 centimètre en dehors du sternum.

C'est la troisième récidive depuis deux ans.

Application immédiate d'un vésicatoire au niveau des troisième, quatrième et cinquième vertèbres dorsales, pansement simple, au cérat. La douleur diminue progressivement d'intensité, devient très-supportable au bout de deux jours, et le sixième jour la guérison est complète.

Le 2 juillet 1869, Mme X..., âgée de vingt-trois ans, d'un tempérament nervoso-sanguin, d'une bonne constitution, me fait appeler auprès d'elle pour une douleur très-vive qu'elle éprouve dans un point limité de la partie latérale gauche de la poitrine. J'arrive le soir, à cinq heures, la malade vient d'éprouver un frisson très-violent, le pouls bat quatre-vingt-deux fois, la peau est chaude ; je crois d'abord à un début de pneumonie ; je percute et ausculte la poitrine des deux côtés avec soin, mais la respiration est normale dans tous les points, pas de matité; il y a

seulement un peu de dyspnée. J'applique mon thermomètre pendant un quart d'heure sous l'aisselle, il monte à
38°4. Je prescris une potion contenant vingt gouttes de
digitale.

Le lendemain matin, à huit heures, le pouls est retombé
à 64, le thermomètre à 37°6, plus de fièvre, plus de dyspnée, rien à l'auscultation, ni à la percussion ; mais, par
contre, la douleur de côté est devenue plus forte que la
veille et arrache des cris à la malade. J'explore alors avec
soin le point douloureux que me désigne la malade, lequel
est situé au milieu du sixième espace intercostal, à peu
près à égale distance de la colonne vertébrale et du sternum. La pression que j'exerce sur ce point très-limité
exagérant la douleur, l'idée d'une névralgie intercostale
me vient à l'esprit, et j'explore les autres points ; je ne
trouve aucun point douloureux en avant, ni dans la gouttière vertébrale, mais les apophyses épineuses des quatrième, cinquième et sixième vertèbres dorsales sont très-
douloureuses à la pression, et la douleur ainsi provoquée
s'irradie dans tout le trajet du nerf intercostal.

Il s'agissait donc d'une névralgie intercostale compliquée
d'une fièvre probablement intermittente, et dans la pensée
que le sulfate de quinine ferait disparaître en même temps
la fièvre et la névralgie, je prescrivis 1 gr. 50 centig. de
ce sel, sans appliquer de traitement local. Le soir, à six
heures, la fièvre était revenue, mais avec moins d'intensité, pour cesser à sept heures du matin. A huit heures du
matin, en effet, le pouls est à 60, le thermomètre marque
37°3. Nouvelle dose de sulfate de quinine, et la fièvre ne
revient plus, mais la névralgie intercostale, pendant tout
ce temps, n'a pas cessé de faire souffrir la malade ; je veux
alors lui appliquer un vésicatoire sur les points apophysaires, mais la malade s'y refuse, à cause de la nécessité
où elle est de s'appuyer sur le dos, ne pouvant s'appuyer

sur aucun des deux côtés sans augmenter sa souffrance. J'applique donc un vésicatoire en ruban le long de l'espace intercostal ; la douleur a beaucoup diminué le soir, au moment où le vésicatoire est levé ; il est saupoudré de morphine deux fois par jour, et trois jours après toute souffrance a complètement disparu.

Je ferai remarquer la coïncidence de la fièvre intermittente avec la localisation de la névralgie à gauche, parce que Piorry admet que la névralgie intercostale, quand elle est à gauche, engendre presque toujours une fièvre d'accès [1] ; pour ma part, c'est la troisième névralgie intercostale gauche, accompagnée de fièvre intermittente, que j'observe ; mais il ne faut pas oublier que c'est dans une localité paludéenne que je les ai observées ; en dehors de ces conditions, je crois que la loi approximative de Piorry n'a pas été confirmée.

Observation VI. — Migraine du côté gauche. — Point apophysaire à la première dorsale.

Mme B..., âgée de trente-quatre ans, d'un tempérament lymphatico-nerveux, est sujette, depuis l'âge de vingt-deux ans, à des accès de migraine qui se reproduisent environ tous les deux ou trois mois. La douleur, bien que généralisée dans tout le côté gauche du cuir chevelu, présente le caractère nettement névralgique ; elle est lancinante et d'une telle violence, qu'elle arrache des cris à la malade. Elle jouit d'ailleurs, en dehors des accès, d'une excellente santé.

La maladie avait, jusqu'à ce jour, résisté à tous les traitements, y compris le bromure de potassium, l'arsenic et le sulfate de quinine.

Le 30 janvier 1869, elle me fait appeler pour un accès

---

[1] Voir un article de Legendre, dans la *Gazette des hôpitaux*, 1849, p. 328.

qui diffère des accès précédents en ce que, pour la première fois, la face de la malade est d'une pâleur telle que son mari en est effrayé. L'œil du côté malade ne participe pas à cette pâleur; il est, au contraire, larmoyant, et la conjonctive est fortement congestionnée; la pupille est rétrécie. Comme dans presque toutes les atteintes précédentes, l'accès a débuté par un vomissement de matières glaireuses. Il y a de la photophobie. Elle éprouve, en outre, une douleur sourde mais continue dans la partie dorsale de la colonne vertébrale. J'explore les vertèbres, en exerçant une pression sur chaque apophyse épineuse, à partir de la première cervicale; arrivée à la première dorsale, la pression produit une douleur très-vive, suivie des deux phénomènes suivants :

1° Une augmentation d'intensité de la douleur hémicrânienne;

2° Diminution progressive de la pâleur de la face qui reprend, au bout de cinq ou six minutes, sa coloration normale, à l'exception de l'œil, dont le gonflement persiste et dont la conjonctive reste toujours fortement injectée.

Je cesse d'exercer la pression sur l'apophyse épineuse, et peu à peu, au bout de dix minutes, la face redevient pâle. Toutes les autres apophyses épineuses sont insensibles. Le pouls est normal, bat 65 fois, et la température de la peau est normale.

Vers le soir, l'accès diminue notablement de violence, et je profite de la rémission pour donner 2 grammes de sulfate de quinine, parce que nous sommes dans une contrée paludéenne et que la malade a toujours constaté une intermittence bien marquée dans les accès précédents. L'accès revient le lendemain matin, mais avec une intensité beaucoup moindre. Le soir, la malade prend 50 centigrammes de sulfate de quinine.

Le lendemain matin, troisième jour après ma première visite, la douleur a cessé; je continue l'emploi des antifé-

brifuges, mais à petites doses et en substituant au sulfate
de quinine un opiat composé de poudre de quinquina, de
miel et de sirop de fleurs de pêcher. C'est la préparation
de quinquina qui m'a le mieux réussi pour empêcher le
retour des fièvres paludéennes, après que les accès ont été
coupés par le sulfate de quinine.

La migraine ne revint, chez cette dame, que huit mois
après; c'était, de beaucoup, le plus long intervalle qui eût
été observé chez elle entre deux accès. Dans ce nouvel
accès, les points apophysaires étant plus marqués et la
douleur occupant non plus seulement la première, mais
les quatre premières vertèbres dorsales, je voulus combi-
ner, avec l'emploi du sulfate de quinine, l'application d'un
vésicatoire sur la colonne vertébrale; mais, à mon grand
regret, la malade ne voulut pas y consentir. Au bout de
deux jours, ce nouvel accès céda au sulfate de quinine ;
mais j'ai appris que, depuis cette époque, les accès étaient
redevenus aussi rapprochés qu'autrefois. Le succès obtenu
dans les autres névralgies par cette application d'un révul-
sif sur la colonne vertébrale m'autorise à penser qu'il
n'en aurait pas été ainsi, si la malade eût consenti à
cette application.

Remarques sur cette observation. — Ce n'est pas le premier exemple de douleur apophysaire observé dans la
migraine. Le Dr Jaccoud ([1]) cite un cas de migraine observé par du Bois-Reymond et Schacht, et dont du Bois-
Reymond lui-même est le sujet, dans lequel les apophyses
épineuses des deux premières vertèbres cervicales étaient
douloureuses à la pression.

Malheureusement, M. Jaccoud ne dit pas si la douleur
provoquée par la pression sur les apophyses épineuses

---

(1) Jaccoud, *Pathologie interne,* t. i, p. 453.

était suivie, comme dans le cas précédent, d'une exaltation de la névralgie hémicrânienne.

Du Bois-Reymond, s'appuyant sur ce cas de migraine qui lui est personnel et sur plusieurs autres qu'il a observés attentivement, considère l'hémicrânie comme une névralgie ayant son siége dans le grand sympathique cervical. Dans cette observation, en effet, presque tous les symptômes semblent concorder avec l'hypothèse d'une exagération de l'excitabilité de ce nerf : rétraction des vaisseaux, pâleur du visage, dilatation de la pupille et *retrait de l'œil du côté malade*. C'est une sorte de répétition pathologique de la célèbre expérience de Claude Bernard.

Mais, dans mon observation, l'œil est, au contraire, gonflé et congestionné, en sorte que les phénomènes pathologiques présentés par l'œil ne concordent pas avec ceux que présente la face. Aussi, me semble-t-il qu'au lieu de placer le point d'origine de la névralgie hémicrânienne dans le sympathique cervical, il serait plus rationnel de le placer dans la moelle épinière elle-même. Cette hypothèse me paraît d'autant plus légitime que, dans l'observation de du Bois-Reymond comme dans la mienne, l'existence des points apophysaires indique que la moelle participe à la maladie; que dans l'observation précédente, la provocation de la douleur apophysaire produisait une exaltation de la douleur hémicrânienne, et, enfin, que ces points douloureux correspondent précisément à la région cilio-spinale de la moelle (¹); mais ce qui vient surtout à l'appui de cette localisation, c'est que le défaut de correspondance entre les phénomènes vaso-moteurs de l'œil et ceux de la face ne peut s'expliquer, en aucune façon, par

---

(¹) C'est-à-dire à l'origine, dans la moelle, des nerfs vaso-moteurs de la tête. Cette région s'étend de la cinquième vertèbre cervicale à la sixième dorsale.

l'action isolée du grand sympathique, tandis que si le point de départ est dans la moelle, ce défaut de concordance trouve son explication dans les expériences de Claude Bernard qui tendent à faire admettre deux ordres de nerfs vaso-moteurs antagonistes : les *vaso-moteurs dilatateurs,* qui partent directement de la moelle, et les vaso-moteurs **constricteurs**, qui dépendent du sympathique ([1]). Dans cette hypothèse, en effet, on comprend très-bien comment les constricteurs vasculaires d'une région déterminée, la face par exemple, peuvent être excités, à leur point d'origine dans la moelle, ce qui produit l'anémie locale et la pâleur, tandis que pour la région voisine, l'œil par exemple, ce sont les nerfs dilatateurs qui sont excités dans leur centre médullaire, ce qui produit la congestion locale et la rougeur. Il suffirait, pour expliquer la diversité des phénomènes vaso-moteurs dans les différents cas, d'admettre que la moelle est excitée en deux points diffé-rents ([2]).

Observation VII. — 30 juillet 1869 : *Névralgie cervico-brachiale droite.* — Périodicité très-marquée, type tierce. — Points apophysaires aux cinquième et sixième cervicales. — Guérison par le sulfate de quinine.

Observation VIII. — 19 août 1868 : *Névralgie lombo-abdomina'e droite.* — Points apophysaires au niveau des troisième et quat'ième vertèbres lombaires. — Guérison à la suite de l'application de deux vésicatoires morphinés.

([1]) Voir le dernier cours de Cl. Bernard, au collége de France : *Revue scientifique,* 1872, p. 1,230, 1,236, 1,252 et suivantes.

([2]) Le point de départ de la théorie des vaso-moteurs antagonistes est l'expérience sur la glande sous-maxillaire que Cl. Bernard a si souvent reproduite dans ses cours. La glande sous-maxillaire reçoit deux ordres de filets vaso-moteurs : ceux qui dépendent du sympathique et ceux qui viennent de la corde du tympan. Excitez les filets du sympathique, les vaisseaux se resserreront et la sécrétion salivaire diminuera ; excitez, au contraire, la corde du tympan, les vaisseaux de la glande se dilateront et la sécrétion salivaire augmentera.

Observation IX. — 20 décembre 1868 : *Névralgie sciatique droite.* — Points apophysaires correspondant aux apophyses épineuses des deux premières vertèbres sacrées. — Traitement à bâtons rompus par la faute du malade. — La maladie passe à l'état chronique.

Observation X. — 13 février 1869 : *Névralgie sciatique double.* — Points apophysaires aux trois dernières vertèbres lombaires et aux deux premières vertèbres sacrées. — Emploi simultané d'un vésicatoire appliqué sur la colonne vertébrale au niveau des vertèbres lombaires et de capsules de térébenthine. — Diminution de la douleur. — Guérison après un mois de traitement.

Observation XI. — 4 février 1869. — *Névralgie sciatique droite.* — Points apophysaires au niveau des deuxième et troisième vertèbres lombaires. — Guérison à la suite de l'application de pommade stibiée sur le rachis, au niveau des quatre premières vertèbres lombaires.

Observation XII (1). — Septembre 1872 : *Névralgie intercostale gauche et névralgie trifaciale droite.* — Trois points apophysaires.

Mme X..., dix-neuf ans. Il y a trois ans, début de la névralgie intercostale gauche, s'accompagnant de diminution du bruit respiratoire, à l'auscultation, la malade cherchant le moins possible à augmenter la capacité de sa poitrine de ce côté ; en outre, douleur entre les deux épaules et au niveau du sternum, amaigrissement considérable, chloro-anémie.

Traitement : vésicatoires, application de chloroforme (pas d'amélioration). Un traitement général : fer, quinquina, arsenic, améliore cet état, sans faire toutefois disparaître complètement la névralgie intercostale. Mariage il y a dix mois ; quatre mois après le mariage, la névralgie, qui n'était qu'*engourdie*, se réveille et augmente chaque jour d'intensité. La malade revient me consulter le 18 septembre. Je constate : névralgie intercostale *gauche* avec points de Valleix, latéral et postérieur (gouttière vertébrale au

---

(1) Cette observation m'est communiquée par le Dr Douaud, de Bordeaux.

niveau de la huitième vertèbre dorsale), pas de point antérieur ; en outre, névralgie trifaciale à *droite*, avec exacer-
bation tous les soirs vers cinq heures (point douloureux
sus et sous-orbitaire). Je cherche les points apophysaires et
j'en rencontre trois très-manifestes :

> 1er au niveau de la 7e cervicale.
> 2e   —   4e dorsale.
> 3e   —   8e dorsale.

Des palpitations de cœur succèdent aux exacerbations de
la névralgie intercostale et fatiguent beaucoup la malade.

Pas de lésions organiques, ni du cœur, ni du poumon.

Un peu de chloro-anémie, inappétence. Prescription :
Toniques, quinquina, fer, applications de chloroforme au
niveau des points apophysaires, me réservant d'en arriver
aux vésicatoires et aux pointes de feu.

Je joins aux observations précédentes quatre observations anciennes, que je trouve dans la *Gazette médicale*
de Paris.

Observation XIII (1) (Griffin). — *Céphalalgie frontale et surdité*
augmentant par la pression sur les vertèbres cervicales. — Guérison
par les purgatifs et les vésicatoires.

J. O'Brien, âgé de quatorze ans, dit éprouver depuis
un an une douleur très-vive au front et dans toutes les parties supérieures de la tête, accompagnée de surdité. La
pression sur la première et la seconde vertèbre cervicale
détermine une violente douleur au sommet de la tête. Il
guérit par l'emploi des purgatifs et par l'application d'un
vésicatoire à la nuque.

---

(1) *Gazette médicale de Paris*, 1835, p. 274.

Observation XIV ([1]). — Douleurs aiguës dans les deux mâchoires et les joues, augmentant par la pression sur les premières vertèbres cervicales.

E. V..., âgé de quatorze ans, se plaint d'une douleur qui occupe les deux mâchoires, toutes les dents et la joue du côté droit. Cette douleur semble partir de l'angle de la mâchoire, immédiatement au-dessous de l'oreille, et s'étend jusque sur le col et jusqu'à la clavicule. La pression sur les premières vertèbres cervicales détermine des douleurs lancinantes qui pénètrent dans toutes les dents.

Observation XV ([2]). — Douleurs qui suivent la distribution des branches de la cinquième paire, augmentant par la pression sur les vertèbres cervicales.

Anne Dary, âgée de trente ans, dit éprouver fréquemment une céphalalgie avec sensibilité de tout le cuir chevelu et des douleurs très-aiguës qui suivent la division des divers rameaux de la cinquième paire à la face. Ces douleurs s'étendent au col et jusqu'au bras gauche, et l'empêchent de travailler. La pression sur toutes les vertèbres cervicales détermine les mêmes douleurs et dans les mêmes points que nous venons d'indiquer.

Observation XVI ([3]). — Chlorose, douleurs dans l'estomac et le ventre augmentant par la pression sur les vertèbres lombaires avec besoin immédiat d'uriner. — Guérison par les vésicatoires appliqués sur le sacrum, et le carbonate de fer.

Une jeune dame, qui avait toujours joui d'une bonne santé, devint tout à coup très-délicate; elle se plaignit fréquemment de violentes douleurs dans l'estomac et le ventre. Elle avait perdu l'appétit et la fraîcheur; ses joues

---

([1]) *Gazette médicale de Paris*, 1835, p. 274.
([2]) *Ibidem.*, p. 275.
([3]) *Ibidem*, p. 277.

s'étaient creusées; sa peau avait pris une couleur chlorotique prononcée. Comme on ne put trouver aucun signe d'une affection du foie, de l'estomac ou de l'utérus, on examina le rachis et l'on trouva une sensibilité extrême dans toute l'étendue du sacrum, mais à laquelle elle n'avait fait aucune attention, ne pensant pas qu'elle eût aucun rapport avec son état de souffrance. Cette sensibilité existait à un degré plus ou moins fort depuis plus de deux ans; elle avait beaucoup augmenté depuis quelque temps et était presque insupportable lorsque la malade allait en voiture. Ce que ce cas offrait de plus remarquable, c'est que la plus légère pression sur la partie douloureuse déterminait immédiatement le besoin d'uriner. Elle se plaignait encore quelquefois de douleurs et d'un sentiment d'engourdissement dans les extrémités inférieures. *Toutes les souffrances de cette dame furent complètement dissipées en cinq ou six semaines, par l'application de sangsues et de vésicatoires au sacrum.* A l'intérieur, elle prit de fortes doses de carbonate de fer et quelques apéritifs.

II

De l'irritation spinale.

L'affection qui a été désignée sous le nom d'*irritation spinale*, est caractérisée par la réunion des symptômes suivants : douleur perçue le long de la colonne vertébrale, provoquée surtout par la pression sur les apophyses épineuses, présentant des irradiations très-variées, et accompagnée de troubles fonctionnels multiples et, entre autres, de congestions locales dans les différentes parties du corps, et presque constamment de perte des forces et d'amaigrissement.

Comme je l'ai dit plus haut, à l'exception d'Ollivier [1] d'Angers et du professeur Axenfeld [2], les pathologistes français ne tiennent aucun compte de cette affection ; cette exclusion semble indiquer qu'ils n'ont pas attentivement examiné les observations nombreuses sur lesquelles s'appuient les auteurs qui l'admettent. Valleix qui, seul, se donne la peine de la discuter, conclut à sa non-existence comme espèce morbide distincte, par des motifs très-superficiellement soutenus. Il faut bien reconnaître que certains médecins ont donné à cette affection une extension si exagérée, en voulant y rapporter presque toutes les maladies, que l'on comprend la réaction qui s'est produite en sens contraire ; mais il n'en est pas moins certain que, s'ils avaient examiné avec soin les observations qui ont été publiées, ils auraient vu qu'il y avait un triage à faire parmi elles et ils n'auraient pu s'empêcher de con-

---

[1] Ollivier d'Angers, *Traité des maladies de la moelle épinière*, 3e édition, 1837, t. ii.

[2] Axenfeld, *Des névroses*, p. 284 et suivantes.

stater qu'il existe, dans la plupart de ces faits, deux *caractères communs* qui ne permettent pas d'éliminer l'*irritation spinale*.

Le premier caractère commun à toutes ces observations est une douleur vive produite sur une ou plusieurs apophyses épineuses des vertèbres, et, dans la grande majorité des cas, cette douleur locale, provoquée par la pression, est suivie d'irradiations douloureuses ayant les caractéres névralgiques dans différents nerfs, soit de la vie de relation, soit de la vie de nutrition. Très-fréquemment, il existe de véritables névralgies dont l'intensité est momentanément accrue par la provocation de la douleur apophysaire. Très-fréquemment, il se produit, dans diverses régions du corps, des congestions locales de la peau et des muqueuses, quelquefois des vertiges, des palpitations de cœur, etc.

Un deuxième caractère commun, qui rend tout d'abord évidente la dépendance pathogénique entre l'état morbide de la moelle, quel qu'il soit, et les symptômes concomitants, c'est le succès presque constant du traitement local appliqué sur la colonne vertébrale, résultat qui, dans ce cas, présente toute la valeur d'un fait expérimental simple. Dans un très-grand nombre de ces cas, en effet, l'application de sangsues ou de révulsifs sur les apophyses épineuses douloureuses a fait disparaître ou diminuer simultanément, et la douleur spinale, et les irradiations périphériques, et les congestions de la peau ou des viscères, et tout le cortége des phénomènes secondaires.

Mais, indépendamment de l'action si démonstrative du traitement, les phénomènes morbides secondaires dont je viens de parler se présentent ordinairement dans des rapports de succession tels, avec les deux symptômes principaux, qu'il est impossible de ne pas reconnaître une origine commune à ces accidents si variés.

En effet, lorsque des troubles sécrétoires et des congestions locales, soit de la peau, soit des muqueuses, soit des
viscères, accompagnent les deux symptômes dominants,
on les voit rester parallèles à ceux-ci, se produire et
céder en même temps sous les mêmes influences, imiter
leur mode d'invasion, de terminaison, de récidive, présenter comme eux une intermittence des plus tranchées [1].

Aussi, j'adopte complètement la conclusion de M. Axenfeld : « Sans doute, dit-il, les matériaux recueillis jusqu'à
ce jour sont incomplets à plusieurs égards ; mais tels qu'ils
sont, il est incontestable qu'ils suffisent largement pour
faire admettre l'existence de l'espèce pathologique dont
nous présentons ici la description. »

Ne pouvant transcrire ici toutes les observations dont
j'indique plus haut la source, je me borne à en citer deux
qui sont propres à montrer avec quelle rapidité la guérison
survient après le traitement local, et combien facilement
la multiplicité et la complexité des symptômes peuvent
masquer la maladie.

Observation [2]

Dans un cas d'irritation spinale que j'ai observé, dit Ollivier, le désordre des mouvements du cœur, l'étendue et
la force de ses battements, la suffocation imminente que
déterminaient les moindres mouvements et le coucher ho-
rizontal, avaient fait considérer la maladie comme une
hypertrophie du cœur dont les progrès rapides devaient
faire craindre une mort certaine. Depuis un an, le malade
était à la diète lactée ; on avait pratiqué un grand nombre
de saignées qui causaient toujours un soulagement momen-
tané ; mais bientôt tous les accidents reparaissaient. Le

---

[1] Voir Axenfeld, *loco citato*, p. 294.
[2] Ollivier, *Maladies de la moelle épinière*, t. ii, 3e édition, p. 215.

malade était dans un état de faiblesse extrême, ou, s'il s'assoupissait, il était réveillé en sursaut par un étouffement et une sensation de déchirement dans la région du cœur, avec redoublement des palpitations. Ce fut alors que M. B... vint me consulter.

Après l'avoir laissé reposer quelques instants, j'explorai successivement la poitrine et le rachis, et je développai par la pression une vive douleur dans la moitié supérieure de la région dorsale. *Cette douleur, que le malade n'avait pas même soupçonnée jusque-là, fut en même temps accompagnée d'un accès de suffocation et d'une douleur sous-sternale excessivement aiguë.* Après avoir constaté à plusieurs reprises cet effet de la pression exercée sur le rachis, je conseillai le jour même une application de douze sangsues sur le siége de la douleur; elle fut faite immédiatement. Le sang coula abondamment, et, pour la première fois depuis neuf mois, le malade eut un sommeil calme pendant toute la nuit. Un soulagement aussi rapide, et que j'étais loin d'espérer, attendu l'ancienneté de la maladie, me fit conseiller une deuxième application de sangsues le lendemain; une troisième fut faite le cinquième jour; depuis lors, tous les accidents ont disparu, et aujourd'hui M. B... jouit d'une santé parfaite.

Observation ([1])

Le 27 février, je visitai un nègre qui appartenait à M. C..., âgé de trente ans, d'une bonne constitution, et qui avait joui jusqu'à ce moment d'une bonne santé. Les symptômes étaient de la céphalalgie, une violente douleur dans le côté droit de la poitrine, le col et les extrémités supérieures et un malaise général dans les extrémités infé-

---

([1]) Dr Malone, *Gazette médicale de Paris*, 1836, p. 279.

rieures ; le pouls était plein et lent, la peau chaude et sèche, la langue humide et chargée, la respiration accélérée. Il n'y avait pas d'appétit, mais une toux sèche et fatigante. Pensant que c'était une pleurésie commençante, je le saignai ; ce qui diminua la douleur de tête, mais non celle du côté.

Le 28, la nuit a été mauvaise ; légère céphalalgie et douleurs dans le côté et les extrémités ; pouls normal. *J'examine le rachis, et en le comprimant dans toute sa longueur, je trouve deux points où la pression est douloureuse, l'un situé dans la région cervicale, où la pression augmente la douleur de côté, et l'autre dans la région lombaire. Aussitôt deux vésicatoires sont appliqués sur ces points ; dès le même soir, le malade était déjà très-soulagé, et le lendemain il pouvait reprendre ses occupations habituelles.*

REMARQUES SUR L'INTERPRÉTATION DES SYMPTÔMES

Quel est le siége réel du phénomène principal et le plus constant : la douleur rachidienne ?

D'après le professeur Axenfeld, cette douleur ne serait autre chose qu'une hyperesthésie cutanée, une véritable dermalgie, correspondant exactement à la ligne des apophyses épineuses. Ce qui, d'après lui, éloigne l'idée de l'attribuer à un ébranlement mécanique des vertèbres et de la moelle, c'est la possibilité de la provoquer par un attouchement léger, par le simple pincement de la peau.

Il me semble impossible d'accepter entièrement cette interprétation. Je ferai remarquer d'abord que, dans aucun des cas de névralgies avec points apophysaires que j'ai observés, je n'ai rencontré cette douleur cutanée provoquée par un léger attouchement ; c'était toujours en exerçant une pression d'une certaine force que je provoquais la douleur que le malade désignait toujours comme une douleur profonde et contusive.

Du reste, dans tous les cas observés, dans ceux auxquels M. Axenfeld fait allusion, aussi bien que dans ceux qui me sont propres, les irradiations douloureuses qui se produisent à la périphérie le long du trajet ou à l'extrémité des nerfs correspondants, sont bien évidemment la conséquence de l'ébranlement mécanique de la moelle consécutif à la pression; ce sont des manifestations périphériques de l'état morbide de la moelle, comme le reconnaît M. Axenfeld. Or, si cet ébranlement est suffisant pour produire un retentissement douloureux dans les nerfs qui partent de la moelle, comment ce même ébranlement ne serait-il pas suffisant pour produire une impression douloureuse dans la moelle elle-même?

La substance grise de la moelle étant, à l'état normal, insensible à l'action des excitations dolorifères, et bien qu'on puisse admettre qu'un tissu insensible à l'état normal puisse devenir sensible à l'état pathologique, il est peut-être plus simple de rattacher la douleur médullaire, non aux cellules de la substance grise, mais aux racines intra-médullaires des nerfs sensitifs correspondants. On pourrait, d'ailleurs, concevoir d'autant plus facilement la sensibilité spéciale des filets nerveux qui constituent la substance blanche de la moelle, qu'ils sont dépourvus de cette enveloppe particulière qui les entoure dès qu'ils émergent de la moelle, et que Ch. Robin a décrite sous le nom de *périnèvre*.

Quoi qu'il en soit, il me paraît probable qu'il y a, dans *l'irritation spinale,* deux espèces distinctes de douleurs spinales :

La *première,* tantôt spontanée, tantôt se manifestant seulement à la suite d'une pression, est profonde et a pour siége la moelle épinière.

La *seconde*, superficielle, déterminée par le moindre attouchement, est une simple dermalgie dont la localisation précise le long des apophyses épineuses est d'ailleurs fort difficile à expliquer.

J'ai déjà fait remarquer plus haut que la marche parallèle et le développement successif des différents symptômes secondaires, par rapport aux deux symptômes dominants, ne permettaient pas de douter de la subordination de tous ces phénomènes à l'état morbide de la moelle; mais ce n'est pas tout : la physiologie permet parfaitement d'expliquer cette subordination et souvent même le mode d'enchaînement des phénomènes entre eux.

Quelque multiples et variés qu'ils soient, ces phénomènes se réduisent à quatre groupes principaux :

1º HYPERESTHÉSIES : soit des nerfs de la vie de relation, soit des nerfs viscéraux;

2º CONGESTIONS LOCALES;

3º HYPERSÉCRÉTIONS : sueurs abondantes, flux diarrhéiques ou leucorrhéiques;

4º PALPITATIONS, DYSPNÉE, VERTIGES.

Les *hyperesthésies* sont la conséquence directe de l'exaltation des propriétés de la moelle.

Les *congestions* s'expliquent par les propriétés vaso-motrices de la moelle, qui est le lieu d'origine des filets du grand sympathique.

Les *hypersécrétions* s'expliquent aussi par l'origine des nerfs sécréteurs dans la moelle, que ces nerfs ne soient autres que les vaso-moteurs ou qu'ils en soient distincts.

Les *palpitations*, la *dyspnée*, s'expliquent par l'influence bien connue que le pneumogastrique et le grand sympathique exercent sur les mouvements du cœur et sur les mouvements respiratoires.

Le *vertige*, enfin, peut aussi être expliqué par des troubles vasculaires du cerveau, dont les nerfs vaso-moteurs ont encore leur origine dans la moelle.

En somme, il n'est point douteux que le groupe de symptômes qu'on a décrits sous le nom d'*irritation spinale*, ne soit suffisamment homogène dans sa constitution propre; qu'il ne soit formé par des phénomènes qui présentent entre eux des rapports de dépendance et de subordination rendus suffisamment évidents par l'observation clinique et par l'interprétation physiologique.

Telle est aussi l'opinion de M. Axenfeld. Mais, ce premier point acquis, il reste encore à décider, pour que ce groupe de symptômes puisse constituer une espèce morbide particulière, « si cet ensemble complexe de phénomènes est, sur ses limites, suffisamment distinct des groupes symptomatiques voisins. »

C'est ici le lieu d'examiner les principales objections qui ont été présentées contre l'existence distincte de cette affection.

Discussion des objections Pour les uns, l'*irritation spinale* se confondrait avec certaines névroses générales, avec l'*hystérie* principalement. Pour les autres, tels que Valleix et les auteurs du *Compendium de médecine*, elle se confondrait avec la *névralgie intercostale*.

M. Axenfeld n'a pas de peine à montrer que cette identification, que l'on cherche à établir entre des affections diverses, est le résultat d'idées préconçues et non d'un travail sérieux de comparaison, et il conclut justement que « l'irritation spinale est *plus* que telle ou telle névralgie; elle est *moins* ou est *autre* que telle névrose générale.

» Maintenant, que cette affection puisse être observée, à titre d'élément constituant ou de complication dans plusieurs névroses générales, quel argument prétendrait-on en tirer contre son individualité? Comment s'en suivrait-il qu'il fallût dédaigner l'étude d'une manifestation pathologique féconde en désordres secondaires? Parce qu'on aura reconnu que la névralgie intercostale, par exemple, ou la migraine, est fréquente dans la névropathie chlorotique, faudra-t-il donc négliger de faire la description de ces névralgies, pour les englober confusément dans cette même névropathie? Une pareille méthode ne tendrait à rien moins qu'à bannir l'analyse d'une partie de la pathologie, qui l'exige plus impérieusement que toute autre. Aussi, loin de s'ingénier à prouver qu'il y a, dans l'irritation spinale, de la névralgie intercostale, et qu'il y a de l'irritation spinale chez les hystériques, on ferait une œuvre utile et véritablement médicale, en dégageant, par des observations multipliées, ce qui appartient strictement en propre à l'irritation spinale, de tout ce que les états morbides concomitants, antérieurs ou secondaires, y mêlent d'éléments étrangers. » .

L'ensemble de cette conclusion me paraît irréfutable ; mais il me semble, d'une part, que M. Axenfeld n'a pas suffisamment fait valoir tous les arguments qui s'opposent à l'identification de l'irritation spinale avec l'hystérie ; et, d'autre part, la prise en considération du point apophysaire des névralgies, observé par Trousseau et par moi, et dont M. Axenfeld ne tient aucun compte, modifie notablement l'interprétation des rapports qui existent entre l'irritation spinale et les névralgies.

A. *Irritation spinale et hystérie.* — Dans l'hystérie, on rencontre souvent un certain nombre de symptômes qui lui sont communs avec l'irritation spinale : « douleur rachidienne, retentissements douloureux, multipliés, vagues et mobiles, troubles fonctionnels infiniment variés », troubles vaso-moteurs ; mais, observe M. Axenfeld, la douleur rachidienne de l'hystérie occupe habituellement la gouttière vertébrale gauche, tandis que celle de l'irritation spinale siége au sommet des apophyses épineuses. Cela est vrai, en effet, pour un grand nombre de cas d'hystérie; mais, dans beaucoup d'autres, la douleur rachidienne de l'hystérie siége également au sommet des apophyses épineuses. En effet, Briquet, dans son *Traité de l'hystérie* (¹), affirme que, dans la majorité des cas d'hystérie, il a constaté simultanément deux espèces de douleurs dorsales bien distinctes : l'une siégeant au niveau des apophyses épineuses des vertèbres, et l'autre siégeant dans la gouttière vertébrale et correspondant au point dorsal de la névralgie intercostale. Et il ajoute qu'assez souvent il a constaté que la provocation de la douleur apophysaire par la pression produisait des irradiations douloureuses dans différentes régions du corps, névralgies, viscéralgies, palpitations, etc.

Il serait donc bien difficile de ne pas confondre ces deux affections, si on ne les comparait, comme le fait M. Axenfeld, qu'au point de vue de la douleur rachidienne. Mais si l'on étend plus loin la comparaison, il est facile d'établir une distinction bien tranchée.

L'hystérie, en effet, est une névrose *cérébro-spinale*, et des troubles psychiques accompagnent constamment les troubles des fonctions de la moelle. Dans l'irritation spinale, au contraire, l'intégrité des facultés morales et intellectuelles est constante. Bien plus, en ne considérant même que les troubles spinaux, la distinction entre les deux affections est des plus nettes. En effet, même dans la forme la plus légère de l'hystérie, dans celle que l'on peut considérer comme le premier degré de cette affection, la maladie est constamment accompagnée de *troubles de la motilité* dans les nerfs de la vie de relation et les muscles, ce qui n'a jamais lieu dans l'irritation spinale, où les troubles nerveux sont bornés aux phénomènes sensitifs et vaso-moteurs.

(¹) Briquet, *Traité de l'hystérie.*

B. *Irritation spinale et névralgies*. — M. Axenfeld con-state l'analogie fondamentale qui existe entre l'irritation spinale et les névralgies, mais il se refuse à les identifier; et le principal caractère distinctif qui les sépare, c'est, d'après lui, l'existence d'un point apophysaire prédominant dans la première, et son absence dans les secondes.

Mais cette distinction cesse du moment qu'il est constaté que dans un grand nombre de névralgies, il existe un point douloureux localisé au sommet des apophyses épineuses, et si l'on considère que des congestions locales et des trou-bles de circulation et de sécrétions de toute nature accom-pagnent fréquemment les névralgies.

Il devient alors difficile de ne pas admettre que la né-vralgie avec point apophysaire et l'irritation spinale, telle qu'elle a été décrite jusqu'à présent, ne sont que des de-grés différents d'un même état morbide; on aperçoit alors, entre la névralgie localisée dans une seule branche ner-veuse et l'irritation spinale avec névralgies multiples, une série d'échelons qui conduisent de l'une à l'autre et ser-vent de transition, et il devient probable que l'affection décrite par Valleix, sous le nom de *névralgie générale*, n'est pas autre chose que le retentissement et l'extension vers la périphérie nerveuse de l'état morbide de la moelle, qui constitue l'irritation spinale.

Il est vrai que Valleix, dans sa description de la névral-gie générale, ne fait aucune mention de la douleur spi-nale; mais ce point douloureux, dans un grand nombre de cas, ne se manifeste pas spontanément, il faut le provo-quer par la pression des apophyses épineuses. Or, Valleix ne s'est jamais occupé de la rechercher puisqu'il n'en si-gnale l'existence ni dans la névralgie générale, ni dans aucun cas de névralgie quelconque, pas même dans la né-vralgie intercostale, que pourtant il confond avec l'irrita-tion spinale.

Pour Valleix (¹), en effet, comme je l'ai dit plus haut, tous les groupes de faits décrits sous le nom d'irritation spinale ne sont autre chose que des névralgies intercostales. Il y a là une double méprise. En effet, si la névralgie intercostale est uniquement constituée symptomatiquement par les trois points douloureux qu'il décrit, et dont le point postérieur ou dorsal siége exclusivement *dans la gouttière vertébrale*, c'est aller au delà de l'observation que de l'identifier avec une affection dont le caractère principal, constant, est une douleur localisée non pas dans la gouttière vertébrale, mais sur le sommet des apophyses épineuses, et dont les irradiations névralgiques se manifestent tout aussi souvent dans les nerfs de la tête et des membres que dans les nerfs intercostaux. Il n'y a donc pas identité entre la névralgie intercostale, telle que la décrit Valleix, et l'irritation spinale.

Mais, d'un autre côté, et c'est ici la seconde erreur de Valleix, la symptomatologie de la névralgie intercostale n'est pas toujours limitée aux trois points qu'il décrit, et dans un assez grand nombre de cas, comme le prouvent les faits de Trousseau et les miens, il existe un quatrième point qui est le point apophysaire. Mais alors, ce n'est plus l'irritation spinale qui se confond, comme le voulait Valleix, avec la névralgie intercostale, c'est au contraire la névralgie intercostale qui, comme toutes les névralgies avec point apophysaire, devient une des nombreuses manifestations de l'état morbide de la moelle.

Une remarque qui vient à l'appui de cette manière d'envisager les névralgies, c'est que, en dehors des considérations qui précèdent, et dont les pathologistes ne se sont nullement préoccupés jusqu'à présent, les auteurs qui ont

---

(¹) Valleix, *Traité des névralgies,* p. 337 et suivantes.

étudié la pathogénie des névralgies, tendent de plus en plus à en localiser l'origine dans la moelle épinière.

Anstie ([1]), par exemple, professe que, dans les névralgies, le siége des phénomènes irritatifs qui provoquent la douleur est situé au niveau des filets d'origine des nerfs cérébro-rachidiens, soit dans la moelle, soit dans le bulbe.

Voici les principaux arguments qu'il fait valoir à l'appui de son opinion ([2]) :

1º A la suite du plus grand nombre des résections nerveuses pratiquées pour guérir des névralgies, on a vu le mal reparaître avec la même violence ; il ne siégeait donc pas dans les rameaux périphériques.

2º Dans les névralgies, on voit se produire des troubles trophiques, des paralysies vaso-motrices, des convulsions et des spasmes des muscles, des paralysies musculaires, des anesthésies, soit dans le territoire innervé par le nerf atteint, soit à une plus ou moins grande distance. Or, la production de tous ces phénomènes s'explique bien mieux, en admettant que le siége de la névralgie est central, et que l'excitation morbide se propage de proche en proche du noyau d'origine du nerf malade aux noyaux d'origine des nerfs qui sont dans son voisinage immédiat.

Toutefois, bien que ces arguments me semblent suffisants pour faire admettre l'origine centrale des névralgies, il en est un qui, ainsi qu'à M. Rigal, me parait primer tous les autres, c'est celui qui s'appuie sur l'influence de l'hérédité des maladies diathésiques et des altérations du sang sur la production des névralgies. Dans beaucoup de cas, ces maladies peuvent être rangées parmi les grandes névroses héréditaires qui sont, de l'avis de tous, d'origine centrale ; et

---

([1]) Anstie, *Neuralgia and the disease that resemble it. London*, 1871.
([2]) Voir la thèse d'agrégation du Dr Rigal, sur *les Causes et la Pathogénie des névralgies;* chez J.-B. Baillière, 1872.

l'on conçoit mieux l'action des diathèses et des altérations du sang s'exerçant sur les origines des nerfs que sur un rameau périphérique.

« Le siége central ([1]) expliquerait beaucoup mieux l'extension, la mobilité, l'alternance des douleurs névralgiques; dans la moelle et dans le bulbe, en effet, les filets d'origine des différents nerfs sont très-voisins, et l'excitation peut facilement se transmettre des uns aux autres. »

Toutefois, il est impossible d'accepter l'opinion exclusive d'Anstie qui affirme que *toutes les névralgies* sont d'origine centrale, et que dans toutes il existe une lésion de la racine sensitive des nerfs dans son trajet intra-spinal, et du noyau gris qui est en communication avec elle. Cette conclusion est trop précise et trop exclusive pour ne pas être exagérée; d'ailleurs il existe un grand nombre de faits qui prouvent qu'une névralgie peut avoir son siége exclusif dans les nerfs périphériques, je veux parler des cas où il a suffi, pour guérir radicalement la névralgie, de pratiquer la résection du nerf malade.

Schuh ([2]) rapporte qu'il a pratiqué la résection du nerf sous-orbitaire pour une névralgie intense qui existait depuis quarante-un ans; la guérison fut complète et radicale. L'examen microscopique du nerf réséqué fut pratiqué par le professeur Wedl, qui trouva une dégénérescence graisseuse et calcaire avancée des fibres nerveuses primitives. Le Dr Rigal en cite d'autres exemples dans sa thèse.

Il existe donc, en réalité, des névralgies siégeant à la périphérie, et des névralgies dont le siége est dans la moelle; et ce sont les dernières, seules, qui peuvent être rattachées à l'irritation spinale.

([1]) Rigal, *loco citato*, p 58.
([2]) Schuh, *Abhandlungen aus dem Gebiete der Chirurgie und Operationslehre;* Vienne, 1867.

III

Quelques considérations sur les névroses vaso-motrices, dans leurs rapports avec l'irritation spinale. — Fièvre intermittente. — Goître exophthalmique.

Parmi les principaux phénomènes morbides dont le groupement et l'enchaînement constituent l'*irritation spinale*, les congestions partielles, localisées en des points plus ou moins limités, me semblent mériter une attention spéciale, parce qu'elles permettent de rapprocher de l'irritation spinale, et peut-être d'e rattacher à cette espèce morbide, comme constituant une forme particulière de la même maladie, quelques-unes des affections décrites dans ces dernières années, sous le nom de *névroses vaso-motrices* [1].

Il résulte, en effet, de tout ce qui précède, et spécialement des observations consignées dans la première partie de ce travail, qu'à côté des névralgies d'origine périphérique, il existe des névralgies qui ont leur point de départ dans la moelle épinière et dont la cause prochaine doit être cherchée dans une modalité pathologique de ce centre nerveux.

Or, n'y aurait-il pas lieu d'établir pour les névroses vaso-motrices et sécrétoires une division en deux catégories correspondantes : les névroses vaso-motrices périphériques ayant leur point de départ dans une lésion du grand sympathique, et les névroses vaso-motrices d'origine cen-

---

[1] *Archives générales de Médecine,* 1863, numéro d'octobre, novembre et décembre. Des *Névroses vaso motrices,* par le Dr Cahen. Mémoire couronné par l'Institut.

trale, ayant leur point de départ dans la moelle elle-même?

Telle est la question qui s'est présentée tout naturellement à mon esprit en examinant comparativement : d'une part les phénomènes vaso-moteurs symptomatiques de l'irritation spinale, et d'autre part les névroses vaso-motrices décrites par Cahen, ainsi que plusieurs autres affections qui doivent vraisemblablement être rangées dans le même compartiment nosologique; telles sont la fièvre intermittente et ses formes larvées, et le goitre exophthalmique ou maladie de Graves.

Les expériences physiologiques, aussi bien que les recherches anatomiques, ont démontré que le grand sympathique tire son origine de la moelle épinière, et que l'on peut produire des troubles vaso-moteurs identiques, en pratiquant des lésions soit sur le grand sympathique, soit sur la moelle. C'est ainsi que Budge et Waller, Brown-Séquard, Schiff, etc., ont démontré qu'en agissant sur une portion de la moelle située à la réunion de la région dorsale et de la région cervicale *(région cilio-spinale)*, on obtient les mêmes effets sur la pupille, sur les vaisseaux de l'œil et de l'oreille, qu'en agissant sur le filet sympathique dans le cou (¹).

Schiff, poursuivant le même ordre de recherches, démontra ensuite que les nerfs vasculaires de la face et de l'œil ne sont pas les seuls qui prennent leur origine dans la moelle, mais que l'axe spinal est vraiment le centre d'origine de tous les nerfs vasculaires de l'organisme; il démontrait, en outre, que ces nerfs vaso-moteurs ne sont pas seulement distribués dans les organes par les filets du sympathique, mais qu'ils sont fréquemment unis aux nerfs spinaux proprement dits : c'est ainsi, par exemple, que les

---

(¹) Schiff. Quatre communications faites à l'Académie des sciences de Paris (1862) sur les *nerfs vaso-moteurs*.

nerfs vaso-moteurs des membres supérieurs, sont contenus en plus grande partie dans le plexus brachial, et que ceux du membre inférieur viennent du plexus lombaire et du plexus sacré.

La conséquence de ces notions physiologiques, c'est que lorsqu'on se trouve en présence de troubles vaso-moteurs, de congestions passagères limitées à l'un des côtés de la face, par exemple, comme j'en citerai tout à l'heure un cas, ou de toute autre névrose vaso-motrice, on peut attribuer ces phénomènes soit à une lésion du grand sympathique, soit à une lésion ou à un trouble fonctionnel de la moelle.

Il en est de même des névroses sécrétoires ou hypercriniques, telles que les salivations idiopathiques dont Tanquerel des Planches cite quelques exemples, et qui, comme le prouvent très-nettement les expériences de Cl. Bernard sur la glande salivaire sous-maxillaire, peuvent être déterminées expérimentalement, soit par l'excitation de la corde du tympan (nerf cérébro-spinal), soit par la paralysie du sympathique.

Toutefois, ces résultats de l'expérimentation physiologique ne font que rendre probable l'existence de ces deux catégories de névroses vaso-motrices et sécrétoires, mais ils ne suffisent pas à la rendre certaine. Il me reste donc à produire des observations cliniques dans lesquelles cette double origine des phénomènes vasculaires et hypercriniques soit suffisamment manifeste.

Je rappellerai tout d'abord que la symptomatologie de *l'irritation spinale*, telle que je l'ai décrite dans le chapitre précédent, nous montre l'existence de troubles vaso-moteurs dont l'origine est très-vraisemblablement dans la moelle épinière. Telle est l'hypérémie oculaire. « Il n'est pas rare, dit M. Axenfeld, de voir chez les individus atteints d'irritation spinale une hypérémie oculaire s'établir très-rapidement, persister plus ou moins longtemps, sans douleur, sans signe d'inflammation, malgré la rougeur intense à laquelle elle donne lieu, résister à tous les antiphlogistiques imaginables, puis disparaître aussi rapidement qu'elle était venue, ne laissant dans la membrane occupée aucune trace de son passage. »

Ici l'interprétation est facile et la détermination de l'origine médullaire des phénomènes congestifs s'impose à l'esprit, parce qu'ils coïncident avec d'autres symptômes spinaux. Mais dans les névroses vaso-motrices proprement dites, c'est-à-dire dans celles qui ne présentent pour tous symptômes qu'une ou plusieurs hypérémies locales, les pathologistes ont généralement oublié ou négligé de tenir compte de l'influence possible de la moelle, et ont exclusivement rattaché ces phénomènes à une lésion du grand sympathique.

Je ne passerai pas en revue tous les faits qui ont été produits, car mon but n'est pas de distinguer, au milieu de toutes les observations publiées, toutes celles qui appartiennent à une lésion de la moelle, de celles qui résultent d'une lésion du sympathique ; ce diagnostic différentiel et rétrospectif serait, dans la plupart des cas, impossible, à cause de l'absence d'autopsie et de l'isolement d'un groupe unique de symptômes.

Je me propose donc uniquement de démontrer que si, pour la plupart des faits observés, la localisation est incertaine, il en existe néanmoins quelques-uns dont l'origine centrale ou périphérique peut être déterminée avec beaucoup de vraisemblance.

Ne voulant pas surcharger inutilement ce travail, je renvoie pour les *névroses vaso-motrices* dont le siége médullaire ou ganglionnaire ne peut être déterminé avec certitude, au mémoire du docteur Cahen que j'ai déjà cité.

Je me bornerai à en citer une, parmi celles qui ne figurent pas dans son travail, et à donner l'indication des recueils où on pourra trouver les autres.

Un homme de trente-six ans fut subitement atteint, vers neuf heures du matin, d'une conjonctivite catarrhale paraissant très-aiguë. Il y avait rougeur intense et gonflement de la conjonctive bulbaire et palpébrale, avec écoulement abondant de larmes, mélangées à des flocons muqueux. On ordonna un collyre à l'acétate de plomb. *Le lendemain, il n'y avait plus trace de l'affection, mais la conjonctivite revint aussi intense que la première fois,* le même jour, à deux heures de l'après-midi. Le médecin crut à une récidive et employa le même collyre, et l'affection disparut pour se reproduire le cinquième jour, de neuf à deux heures. On ordonna de petites doses de quinine. Le septième jour il y eut encore un accès moins intense et plus court. Après deux doses plus considérables, données le matin du neuvième jour, l'accès ne se reproduisit plus. D'ailleurs on n'observa aucune douleur névralgique [1].

---

[1] *Gazette hebdomadaire de médecine et de chirurgie,* 1867, p. 140.

Voici l'indication des recueils où l'on trouvera d'autres exemples de *névroses vaso-motrices* :

Archives générales de médecine, 1865, t. I, page 91. (Deux observations de *congestion de la face,* par le docteur Perroud, de Lyon.)

Wiener Médicinische Wochenschrift, nos 60 à 72. *Des névroses vaso-motrices. (Angio-névroses,* par le docteur Eulenburg et L. Laudois.)

Tanquerel des Planches, Recherches cliniques sur le flux salivaire idiopathique. (*Journal de Médecine,* de Trousseau, juin et juillet 1844.)

Briquet, *Traité clinique et thérapeutique de l'hystérie,* p. 479 et suivantes.

Jaccoud, *Pathologie interne,* t. I, *Hyperkinésie du cœur.*

Leudet, Comptes-rendus de la première session de l'Association française pour l'avancement des sciences. (*Revue des cours scientifiques,* 14 septembre 1872, p. 250.)

Quatre observations de *sueurs unilatérales de la face.* Tous les

FIÈVRE INTERMITTENTE CONSIDÉRÉE COMME NÉVROSE
VASO-MOTRICE D'ORIGINE SPINALE

Depuis les expériences de Cl. Bernard, de Brown-Séquard et de Schiff, résumées dans une des pages précédentes, la plupart des physiologistes expliquent les phénomènes successifs qui constituent *l'accès fébrile* par un mécanisme physiologique dans lequel l'action des nerfs vaso-moteurs joue le principal rôle.

Que le point de départ de ces phénomènes vasculaires et calorifiques consiste en une altération du sang, ou qu'ils soient dus à une cause quelconque qui amène l'excitation directe ou réflexe du sympathique ou de la moelle, le mécanisme fondamental n'en est pas moins ainsi déterminé : la cause pyrétogène, quelle qu'elle soit, agit sur les centres nerveux vaso-moteurs, d'où excitation des nerfs constricteurs des vaisseaux, ce qui amène le frisson, excitation bientôt suivie d'épuisement de ces mêmes nerfs, d'où dilatation des vaisseaux, suractivité de la circulation et de la nutrition intime des tissus, élévation de la température.

Cette interprétation physiologique de la série symptomatique de l'accès fébrile permet donc de ranger la fièvre parmi les névroses vaso-motrices.

La légitimité de cette assimilation se trouve corroborée par le rapprochement de trois états pathologiques qui offrent entre eux la plus grande analogie, et qui se rattachent l'un à l'autre par une filiation évidente ; ces trois états patholo-

---

sujets atteints de cette affection avaient une maladie du système nerveux, ce qui détermine le docteur Leudet à placer cette singulière affection sous la dépendance du système vaso-moteur.

giques sont la fièvre intermittente simple, les fièvres larvées, névralgiques et congestives, et les fièvres pernicieuses
accompagnées.

« La pathologie de la fièvre intermittente, dit Littré,
forme un vaste ensemble où l'on aperçoit trois groupes
principaux. Le premier est celui de la fièvre intermittente
légitime, type du genre, auquel il faut nosologiquement
rattacher tout le reste. Le deuxième comprend ce que l'on
désigne communément sous le nom de *fièvre intermittente
pernicieuse*. Le nom dérive du grand danger que ces affections font courir aux malades; cependant il donne une
idée trop restreinte de la maladie elle-même : le vrai caractère en est de présenter un appareil fébrile plus ou moins
intense, avec la lésion déterminée d'un organe ou d'une
fonction. C'est ainsi qu'on a vu des éruptions cutanées
périodiques, affections qui rentrent naturellement dans la
définition des fièvres pernicieuses, si ce n'est que le péril
a manqué. Enfin, au troisième groupe, appartiennent les
maladies où il n'y a plus accès fébrile, comme dans la
fièvre intermittente pernicieuse, mais où il ne reste plus
que la périodicité d'une lésion déterminée dans un organe
ou dans une fonction. Ces trois groupes se tiennent et
s'enchaînent l'un à l'autre. De la fièvre intermittente simple on passe sans peine à la pernicieuse, et de celle-ci à la
maladie périodique sans fièvre. Cet enchaînement est
attesté par les faits les plus divers ([1]). »

Telle est en effet la gradation; mais l'intermittence n'est
pas le seul lien qui unisse ces trois groupes; et la liaison
apparaîtra plus étroite encore si on ajoute un deuxième
caractère commun qui est le trouble du système vaso-moteur; et ces deux caractères communs font de ces états

---

([1]) *Dictionnaire de Médecine* en 30 vol., t. XVII, p. 520, article :
Fièvre intermittente, par E. Littré.

pathologiques trois degrés ou trois formes d'une même affection.

La *fièvre pernicieuse*, qui est le degré le plus avancé, la forme la plus complète, présente à la fois un trouble général de l'ensemble du système vaso-moteur (produisant les symptômes généraux), et la congestion d'un organe déterminé : *fièvre pernicieuse* comateuse, sudorale, pneumonique, pleurétique, hépatique, etc.

Dans la *fièvre intermittente simple*, qui est le second degré, la perturbation générale du système vaso-moteur existe seule, sans localisation spéciale (si ce n'est la congestion splénique, qui d'ailleurs est loin d'être constante).

Enfin, dans la *fièvre larvée*, la perturbation vaso-motrice locale existe seule, il n'y a pas de symptômes généraux : congestions intermittentes accompagnées ou non de névralgies ([1]).

Trousseau, le clinicien par excellence, n'hésite d'ailleurs pas un instant à ranger la fièvre intermittente dans les névroses. « Ainsi s'expliquent, dit-il dans une de ses cliniques sur les *fièvres palustres*, ainsi s'expliquent avec une certaine facilité (par la fluxion) les accidents si diversifiés des fièvres larvées simples ou pernicieuses; ainsi se confirme cette opinion déjà soutenue par d'autres que moi, et à laquelle j'adhère complètement, à savoir, que les fièvres intermittentes, sous quelque forme qu'elles se traduisent, doivent être rangées dans la classe des névroses. Voyez, en effet, combien de motifs nous avons pour adopter cette

---

([1]) Un troisième point, commun à ces trois groupes, mais qui ne peut figurer à côté des deux autres, parce qu'il se rattache à la communauté de la cause extrinsèque plutôt qu'à la communauté du processus pathologique, c'est le traitement, qui est absolument le même dans tous les cas : névroses congestives, fièvres intermittentes simples, fièvres intermittentes pernicieuses, fièvres larvées, sont toutes justiciables du quinquina et de l'arsenic.

opinion. La soudaineté de l'invasion de la maladie, sa rapide disparition; la véhémence des symptômes qui la caractérisent, en même temps que la fugacité de ces mêmes symptômes; les désordres terribles qui surviennent dans toute l'économie, désordres qui, dans les fièvres pernicieuses, ne peuvent se répéter sans que la vie soit mise en grand péril; et en même temps la sécurité trompeuse que va nous donner cette fièvre dans l'intervalle des accès les plus formidables; et puis cette facilité avec laquelle nous nous rendons maîtres d'une maladie dont les formes étaient si effrayantes; tout cela, messieurs, ne dépose-t-il pas en faveur de l'idée d'une névrose? » (¹)

Je me crois donc suffisamment autorisé, et par l'observation clinique et par l'analyse physiologique des symptômes, à classer les fièvres intermittentes parmi les névroses vaso-motrices.

Ce point établi, quel est, dans le processus physiologique de la maladie, celui des deux systèmes nerveux dont la lésion première ou le trouble fonctionnel a amené tous les autres symptômes à sa suite? Est-ce le grand sympathique ou est-ce la moelle épinière?

Ici, comme dans les autres névroses vaso-motrices, la plupart des physiologistes ont tout attribué au système nerveux ganglionnaire; un certain nombre d'entre eux, cependant, tels que Wunderlich, Traube, Virchow, en placent l'origine dans la moelle.

La théorie de Cl. Bernard, défendue surtout par Marey et Schiff, est celle qui localise la cause prochaine de l'accès fébrile dans le grand sympathique; ces physiologistes croient trouver la confirmation de leur théorie dans les expériences de Cl. Bernard sur les effets de la section du sympathique au cou, et sur l'action physiologique du curare.

(¹) Trousseau, *Clinique de l'Hôtel-Dieu,* 3ᵐᵉ édition, p. 442 et 443.

Les symptômes généraux déterminés par le curare consistent (¹) « en troubles de la circulation, de la respiration, de la calorification, en hypersécrétions et en symptômes intéressant le fonctionnement cérébral et visuel. *Les malades sont pris d'un frisson initial et d'un sentiment de froid* violent, de chair de poule, de claquement des dents, de tiraillement, de tremblement de tout le corps, accompagnés presque aussitôt de petitesse et d'accélération du pouls, d'anxiété, de respiration suspirieuse, d'élévation de la température axillaire..... *Au sentiment de froid succèdent pendant plusieurs heures une élévation de température cutanée, la fréquence et le développement du pouls,* son dicrotisme, la rougeur du corps, et principalement de la face et des oreilles, l'injection des conjonctives oculaires, et enfin une sueur profuse. »

Il y a, comme on le voit, similitude parfaite entre les phénomènes successifs déterminés par l'introduction du curare dans l'organisme et la série des symptômes de l'état fébrile.

Dans les deux cas, la modification éprouvée par les nerfs vaso-moteurs est la condition première de tous les autres phénomènes : sous l'influence de la cause pyrétogène, comme sous l'influence du curare, ces nerfs sont d'abord surexcités, d'où constriction des vaisseaux capillaires, frisson, fréquence du pouls ; puis les vaso-moteurs épuisés se paralysent bientôt et les vaisseaux se dilatent, d'où les phénomènes de réaction. Il est difficile de ne pas admettre cette interprétation, car elle rend compte, sinon de tous, du moins du plus grand nombre des symptômes de l'accès fébrile et

---

(¹) *Études sur le curare,* comprenant des recherches et des expériences sur les animaux, les propriétés physiologiques et thérapeutiques de cette substance chez l'homme, par les Drs A. Voisin et H. Liouville. Paris, 1866.

de leur succession. Mais je cesse d'adopter les vues de M. Cl. Bernard dès qu'il localise la condition première des phénomènes dans le grand sympathique plutôt que dans la moelle. Rien, en effet, dans les nombreuses expériences de ce physiologiste sur l'action du curare et sur les effets de la section du grand sympathique, n'autorise une pareille conclusion. Et, puisqu'il est prouvé que les vaso-moteurs du grand sympathique ont leur origine réelle dans la moelle, n'est-il pas au moins aussi rationnel de placer le siége du déterminisme initial dans ce centre nerveux, que de le localiser dans le système ganglionnaire?

Le siége central me paraît même le plus vraisemblable; en effet, si les troubles vasculaires sont sous la dépendance exclusive du grand sympathique, puisque dans la fièvre la dilatation vasculaire est généralisée à tous les vaisseaux, il faut admettre que la cause pyrétogène a exercé son action sur toutes les portions du grand sympathique, tout au moins sur tous les ganglions (qui sont des centres secondaires); sans cela il y aurait des *congestions locales*, et non pyrexie générale.

Or, cette action portant sur toutes les parties du grand sympathique peut bien s'expliquer à la rigueur, dans le cas d'une altération du sang, agissant comme cause de la fièvre; mais, assurément, toutes les fièvres ne sont pas déterminées par une intoxication préalable du liquide sanguin, et une excitation purement mécanique du système nerveux peut certainement amener un accès fébrile, comme le professe M. Cl. Bernard lui-même (¹), et, dans ce dernier cas, la généralisation des phénomènes vasculaires devient difficile à expliquer. Si, au contraire, on localise la cause pathogénique de la fièvre dans la moelle, tout s'explique :

_____

(¹) Cl. Bernard, *Leçons de pathologie expérimentale*, 1872, p. 348 et 349.

il suffit que la cause pyrétogène (altération du sang, agent toxique ou mécanique) porte son action sur les origines du sympathique dans la moelle ou sur celles du système vaso-moteur dilatateur, pour que toute la série des phénomènes qui constituent l'accès fébrile se produise.

L'origine médullaire des phénomènes de la fièvre est donc au moins vraisemblable.

Maintenant je n'entreprendrai pas d'exposer les théories au moyen desquelles Virchow, Traube, Liebermeister, etc., cherchent à expliquer le rôle qu'ils font jouer à la moelle dans l'accès fébrile ; car si ces théories sont souvent ingénieuses, elle manquent généralement d'une base expérimentale suffisante.

Je préfère invoquer, à l'appui de cette localisation, quelques faits cliniques qui me paraissent ajouter un argument de plus à ceux que je viens de faire valoir :

Le docteur Ens ([1]) cite trois observations de fièvre intermittente avec *irritation spinale* manifestée par une douleur spinale, provoquée par la pression des apophyses épineuses.

Le docteur Malone ([2]) rapporte un cas de fièvre intermittente dont le sujet présentait quelques points du rachis sensibles à la pression. La maladie ayant résisté aux divers traitements employés, *un sinapisme fut appliqué sur la colonne vertébrale quelques instants avant l'accès et en empêcha le développement ; et le même moyen employé deux ou trois fois suffit pour guérir complètement le malade.*

Enfin Stilling, dans son mémoire sur l'*irritation spinale* ([3]),

---

([1]) Ens, *Beob iüb mehere de symptomat. Krankeitsformen.* (*Rat's Mazarin*, 1834. Bd. XLI, p. 195, Bd. XLIV, p. 43) Mémoire résumé dans la *Gazette médicale de Paris*, 1835, p. 726.

([2]) *Gazette médicale de Paris*, 1836, p. 279.

([3]) Sur l'*Irritation spinale*, par le docteur Stilling, de Cassel. Mémoire lu à la Société des naturalistes allemands, réunis à Pyrmont, en septembre 1839.

rapporte que chez certains malades atteints de cette affection, il provoquait à volonté des frissons avec chair de
poule, suivis de bouffées de chaleur, en pressant fortement
sur les vertèbres cervicales supérieures, ou en pratiquant
des piqûres superficielles.

MALADIE DE GRAVES, GOÎTRE EXOPHTHALMIQUE CONSIDÉRÉ COMME NÉVROSE VASO-MOTRICE

Parmi les affections justement classées dans les névroses
vaso-motrices, le goître exophthalmique est à la fois une
des plus curieuses à étudier, et l'une de celles dont la
physiologie pathologique est le plus aisément expliquée
par une lésion ou un trouble fonctionnel des centres vaso-
moteurs.

Cherchons, en effet, à interpréter chacun des symptômes
à la lumière des découvertes physiologiques.

Cette maladie est caractérisée cliniquement par quatre
phénomènes pathologiques principaux : des battements de
cœur, la dilatation des vaisseaux artériels, la tuméfaction
du corps thyroïde, et la saillie des globes oculaires ou
exophthalmie.

Les palpitations et la dilatation des artères sont les
symptômes qui apparaissent ordinairement les premiers,
puis le goître et l'exophthalmie se montrent ensuite, après
un intervalle de temps, quelquefois très-long, d'autres fois
très-court. Trousseau [1] cite même l'histoire d'une malade
chez laquelle ces quatre phénomènes se produisirent
simultanément; dans la même nuit, et pour la première
fois, à la suite d'une vive émotion, cette malade éprouva
des battements cardiaques énergiques, un gonflement de la
glande thyroïde et de l'exorbitis, avec épistaxis abondantes.

[1] Trousseau, *Clinique médicale*, II, 542

Aussi, Trousseau pense-t-il que l'ordre d'apparition des signes de la maladie de Graves est plus apparent que réel ; que tous les phénomènes ont une même cause et une raison d'être simultanée ; qu'en un mot, il faut chercher l'explication de cet ensemble dans une condition unique ; partant que leur début se fait au même moment. Seulement, ces phénomènes ne sont pas toujours appréciables dans le même moment pour le malade. Les palpitations seules éveillent d'abord son attention, à cause de l'oppression pénible qui les accompagne ordinairement ; les autres phénomènes, bien que contemporains, ne sont pas assez développés pour être aperçus.

Pour M. Jaccoud (¹), au contraire, la non-contemporanéité de ces symptômes serait un fait constant, et le goître et l'exophthalmie ne seraient que les effets des premiers ; dès lors il ne faudrait pas se préoccuper de trouver une condition unique qui rendît compte de tous les phénomènes, mais simplement rechercher l'origine des symptômes primordiaux et constants.

Mais, malgré ces divergences secondaires, Trousseau et Jaccoud s'accordent pour classer cette affection dans les névroses vaso-motrices, et les arguments par lesquels Trousseau défend cette opinion, viennent trop à l'appui de l'ensemble des idées émises dans ce travail pour que je néglige de citer quelques passages de sa clinique. « Cette névrose, dit-il (²), produit des congestions locales ayant leur cause prochaine dans une modification de l'appareil vaso-moteur, et cette opinion a pour elle des faits empruntés à la pathologie et à la physiologie, qui nous montrent des exemples de congestions locales de cause nerveuse. Aussi, dans la chlorose, maladie où le système nerveux et la crâse

---

(¹) Jaccoud, *Pathologie interne*, tome I, pages 665 et suite.
(²) *Clinique médicale*, II, 556.

du sang sont si profondément modifiés, nous observons des bouffées de chaleur vers la tête, nous constatons des congestions utérines suivies de pertes qui m'ont permis de décrire une *chlorose ménorrhagique*.

« Dans l'hystérie, maladie essentiellement névrosique, nous voyons le délire, le coma, les convulsions prolongées être accompagnées de congestions du côté de l'encéphale. Dans l'hystérie, peut-on comprendre les sueurs profuses, l'excrétion d'urines si abondantes, sans un afflux sanguin considérable vers les glandes sudoripares, vers les reins? La congestion soudaine de la glande thyroïde qui survient dans la même maladie, ne serait-elle pas encore sous la dépendance des paroxysmes nerveux qui agissent sur le centre circulatoire, ou sur quelqu'une des portions périphériques du système vasculaire... Il existe d'autres exemples de congestions locales sous la dépendance du système nerveux : une douleur aiguë est souvent accompagnée de rougeur et de sueur à la face; les émotions morales font rougir; la pudeur, la colère, l'amour, donnent au visage une expression spéciale due à la congestion de la face et des yeux.

« Eh bien! la congestion, dans le goître exophthalmique, ne saurait être un seul instant douteuse; la turgescence de la thyroïde qui augmente ou diminue avec l'accélération ou la diminution des battements cardiaques, la saillie des yeux et l'éclat du regard qui se montrent surtout pendant les paroxysmes, la chaleur et la moiteur de la peau, les troubles intellectuels, ce sont là autant de phénomènes qui viennent témoigner bien haut en faveur du molimen congestif..... Lorsque, sous l'influence d'une cause nerveuse physiologique, on voit chez les animaux des congestions rapides de durée variable (il fait allusion aux congestions périodiques accompagnant les phénomènes du rut chez les animaux) se reproduire d'une façon régulière, n'est-il pas permis de penser qu'un état morbide qui est caractérisé par des congestions rapides de durée variable aussi et à marche paroxystique, peut reconnaître pour cause prochaine une modification de l'influx nerveux, et doit conséquemment être rangé dans la classe des névroses? Pour moi, le goitre est donc une névrose congestive... »

M. Jaccoud n'est pas moins affirmatif. « La question, dit-il, doit être posée en ces termes : *Quel est, dans l'état actuel de la physiologie, la condition qui peut produire simultanément l'hyperkinésie du cœur et la dilatation des vaisseaux artériels?* Une seule réponse est possible : la condition pathogénique cherchée est évidemment la paralysie des vaso-moteurs cardiaques et cervicaux; la dilatation vasculaire, qui en est la suite, amène et entretient la palpitation; ainsi est constituée la première phase de la maladie. Secondairement le développement des vaisseaux se prononce davantage en raison de la persistance de la cause, et la glande thyroïde augmentée de volume donne lieu à la tuméfaction caractéristique. Une fois étendue à l'extrémité céphalique, la fluxion artérielle devient une cause d'excitation pour le système nerveux central, et *particulièrement pour le centre cilio-spinal ;* de là la saillie du globe oculaire..... (¹) »

Comme on le voit, les divergences roulent sur des points secondaires, et l'accord existe sur la condition pathogénique fondamentale qui, pour les deux cliniciens est une paralysie des nerfs vaso-moteurs.

D'ailleurs, la même question que pour l'état fébrile se présente ici : quel est le siége physiologique de cette névrose? Doit-il être placé dans le sympathique ou dans la moelle?

(¹) *Loco citato,* page 667.

Or, l'anatomie pathologique, qui vient ici confirmer la théorie précédente, déjà si bien établie sur la double base de la clinique et de la physiologie, peut nous permettre en même temps de répondre à cette question.

Dans sept autopsies (¹), des altérations du système nerveux ont été rencontrées ; dans les six premières, ce sont des lésions du grand sympathique qui ont été trouvées ; mais dans le septième cas (Geigel), les cordons et les ganglions du sympathique étaient sains, sauf une pigmentation des ganglions. *Mais le canal central de la moelle était élargi et oblitéré, et la substance grise qui l'entoure était indurée par suite du développement anormal de la névroglie. Les parties supérieures de la moelle présentaient un développement anormal des petits vaisseaux et de leurs plus fines ramifications* (²). En conséquence, si les six premières autopsies démontrent que, dans la majorité des cas, le grand sympathique semble être le siége de la névrose en question, d'un autre côté, on est pleinement autorisé à revendiquer le septième cas comme un exemple de névrose vaso-motrice d'origine centrale. Et l'on arrive ainsi, par la triple voie de l'anatomie pathologique, de l'observation clinique et de l'expérimentation physiologique, à admettre l'existence d'une forme d'*irritation spinale* exclusivement vaso-motrice, dans laquelle les éléments de la moelle qui président aux phénomènes vaso-moteurs sont seuls atteints.

Dans l'état actuel de nos connaissances touchant la texture de l'axe spinal, aucune notion définitivement acquise ne permet d'expliquer, d'une manière satisfaisante, cette lésion isolée des centres vaso-moteurs de la moelle.

______

(¹) Jaccoud, *loco citato*, pages 668, 669.
(²) *Dictionnaire annuel du Progrès des sciences médicales*, par le Dr Garnier, t. IV, année 1867, page 228.

La seule disposition anatomique qui permettrait d'expliquer physiologiquement cette indépendance des différents éléments de la moelle démontrée par la clinique, est celle qu'a décrite M. Luys dans ses remarquables *Recherches sur le système nerveux* (¹).

Il est vrai que parmi les nombreuses analyses anatomiques dont cet ingénieux investigateur a enrichi l'histologie des centres nerveux, quelques-unes ont, tout d'abord, rencontré des incrédules (²) ; la détermination d'une couche centrale de substance grise composée de *cellules sympathiques,* comme origine des filets vaso-moteurs, a particulièrement soulevé les protestations de quelques névrologistes. Toutefois, quand je vois un anatomiste tel que Charles Robin admettre comme vraisemblable l'origine réelle du grand sympathique dans ces cellules de Jacubowitsch; quand je vois cette disposition anatomique donner l'explication de faits pathologiques qui, en dehors d'elle, restent sans interprétation, je pense que les idées de Luys doivent être prises en sérieuse considération.

D'après cet anatomiste, la portion la plus interne de la substance grise, celle qui avoisine immédiatement les parois du canal central de la moelle, constitue une couche distincte continue avec elle-même dans toute la longueur de l'axe spinal, et formée par des cellules d'une configuration particulière accumulées au pourtour des cavités spino-cérébrales, depuis l'implantation de l'olfactif jusqu'aux régions les plus inférieures de la moelle épinière (³).

C'est cette couche de substance grise centrale que Luys

(¹) Luys, *Recherches sur le système nerveux cérébro-spinal,* 1865.

(²) M. Luys vient de commencer la publication d'une *Iconographie photographique des centres nerveux ;* et nous sommes convaincus que cette reproduction exacte de ses belles préparations fera disparaître bien des objections.

(³) Luys, *loco citato,* pages 46, 68, 306 et suiv.

considère comme « le point de convergence des incitations vaso-motrices et le foyer central d'où ces incitations sont réfléchies vers la périphérie, pour provoquer des modifications alternatives dans les phénomènes de la circulation capillaire, et qui, enfin, se trouve l'arbitre des phénomènes de nutrition des éléments histologiques ».

La couche centrale grise constitue donc, anatomiquement, une région indépendante par rapport aux autres éléments de la moelle, et, physiologiquement, elle peut être considérée comme un système nerveux à part, fonctionnant d'une manière autonome au milieu des éléments homologues ambiants.

Cette topographie histologique de la moelle, je le répète, n'est pas encore acceptée, comme un fait démontré, par la plupart des anatomistes. Aussi je ne la reproduis ici que pour faire remarquer que si l'exactitude de cette disposition anatomique venait à être confirmée par les recherches ultérieures, elle donnerait une explication très-concordante des névroses vaso-motrices d'origine spinale.

On comprendrait alors aisément comment cette région peut être altérée dans sa texture et dans ses fonctions, sans que les autres parties de la moelle soient atteintes; comment les phénomènes vasculo-moteurs qui sont sous sa dépendance peuvent présenter des troubles plus ou moins prononcés sans que les autres fonctions du système nerveux soient modifiées; comment enfin il peut exister une *Irritation spinale* exclusivement vaso-motrice, c'est-à-dire sans troubles de la sensibilité, sans névralgies (1).

---

(1) Une remarque vient corroborer ma manière de voir sur le rôle important que joue le centre nerveux cérébro-spinal dans la pathogénie des névroses vaso-motrices. Dans un grand nombre de cas où les auteurs ont recherché les causes qui ont pu amener le développement de ces affections, il a été constaté que les troubles vaso-moteurs avaient été déterminés par des émotions violentes. Telles sont les

Je regrette de n'avoir trouvé dans aucun recueil médical français, relativement à l'autopsie pratiquée par Geigel, une description précise et détaillée des lésions anatomiques de la moelle. Le livre de Jaccoud et le dictionnaire de Garnier en donnent seuls une description très-sommaire (¹).

---

observations citées par le Dr Diday dans les *Archives de médecine* (1865 t. I, page 93) et par le Dr Cahen (mémoire déjà cité, pages 42, 43).

Le Dr Fleury (*Traité d'hydrothérapie*, 3e édition, page 342) rapporte qu'un grand nombre de fois il a observé des congestions de différents organes dont il a dû rattacher le développement à des chagrins, des émotions violentes et pénibles, ayant exercé pendant longtemps une action perturbatrice et débilitante sur le système nerveux.

Les faits de ce genre sont assez connus, mais je crois utile de les rappeler pour faire remarquer que, dans ces observations, il est impossible d'admettre que le grand sympathique ait été directement atteint; on est bien forcé de reconnaître que l'influence nerveuse vaso-motrice a son origine dans le système nerveux central et que le cerveau ne peut agir sur les nerfs vasculaires que par l'intermédiaire de l'axe spinal.

Je trouve dans une *Lecture sur les Paralysies* du docteur Meredith Clymer, deux faits du même ordre, que je cite à cause de leur singularité : « Quelques personnes semblent posséder un certain pouvoir sur l'action des nerfs vaso-moteurs qui leur permet, sans limites données, d'exercer une influence sur l'état de la circulation périphérique. Un charlatan de passage montrait une influence surprenante sur la couleur de son visage qu'il rendait rouge ou d'une pâleur mortelle, à son gré. Je possède maintenant l'observation d'un monsieur, âgé de soixante ans, qui peut produire, suivant son désir, la rudesse de la peau avec prédominence des papilles et érection des poils, phénomènes accompagnés d'une perte de chaleur et d'une visible pâleur à la surface de la peau; il disait qu'après l'accomplissement de cet acte, un sentiment particulier le faisait tressaillir de la region cervicale à la région précordiale, comme lorsqu'on éprouve une frayeur soudaine. (*Deux lectures sur les paralysies du système nerveux*, par le docteur Meredith Clymer, traduites par le docteur Vergely, *Union médicale de la Gironde* (1871).

(¹) Jaccoud, *Pathologie interne*, t. I, p. 669.

Dictionnaire annuel des Progrès des sciences médicales, par le Dr Garnier, année 1867, article *goître*.

Toutefois, quelque incomplète que soit cette description, les résultats de l'autopsie semblent venir à l'appui des vues de Luys. Chez ce malade, en effet, les lésions étaient localisées précisément dans les parties les plus centrales de la moelle : le canal central était élargi, et la substance grise qui l'entoure était indurée.

J'ajouterai une dernière remarque, c'est que cette détermination d'un siége médullaire pour un certain nombre de névroses vaso-motrices, indépendamment de l'intérêt qu'elle peut offrir au point de vue de la pathogénie, peut avoir une utilité pratique immédiate, car les succès que j'ai signalés dans les chapitres précédents, à la suite d'applications révulsives sur la colonne vertébrale, dans les cas d'irritation spinale, et celui qu'a obtenu Malone dans la fièvre intermittente, m'autorisent à penser que ces mêmes applications pourraient produire aussi de bons résultats dans les névroses vaso-motrices d'origine spinale, et en particulier dans la *maladie de Graves*.

RÉSUMÉ ET CONCLUSIONS

Je résume, en terminant sous forme de conclusions, les principales conséquences des propositions et des faits présentés dans ce travail :

A *Conclusions pratiques.* — 1º Un grand nombre de névralgies présentent, indépendamment des points douloureux déterminés par Valleix, un point douloureux fixe que cet auteur n'a point décrit, siégeant au niveau d'une ou de plusieurs apophyses épineuses des vertèbres.

On constate l'existence de ce point douloureux en pressant successivement sur toutes les apophyses épineuses, à partir de la première vertèbre cervicale.

Ce point douloureux est nettement distinct du *point dor-sal* déjà connu de la névralgie intercostale : celui-ci siége dans la gouttière vertébrale, celui-là sur les apophyses épineuses.

2° Ce point apophysaire paraît se rencontrer surtout dans les névralgies anciennes, rébelles aux différents trai-tements, ou récidivantes.

3° Lorsque ce point apophysaire existe, les applications révulsives sur la colonne vertébrale (sangsues, vésicatoires, pommade stibiée, etc.) amènent plus sûrement la guérison que les applications faites sur les autres points douloureux et guérissent des névralgies rebelles aux autres modes de traitement.

4° En conséquence, il est aussi utile, au point de vue pratique, de rechercher l'existençe de ce point douloureux dans les névralgies, qu'il est intéressant, au point de vue scientifiqu3, d'en rechercher la signification ; et je ne sau-rais trop engager mes confrères à explorer la colonne ver-tébrale dans tous les cas de névralgie qui s'offriront à leur observation.

Je tiens à séparer nettement les conclusions précédentes qui résument des faits acquis et des notions immédiatemen$_t$ applicables, des conclusions théoriques qui suivent, et sur lesquelles j'appelle l'examen critique de mes confréres.

B. *Conclusions théoriques.* — 1° *L'irritation spinale* est une espéce morbide distincte, constituée, dans sa forme complète, par la réunion de quatre phénomènes morbides principaux : points douloureux le long des apophyses épi-neuses, irradiations névralgiques de cette douleur rachi-dienne, surtout lorsqu'elle est provoquée, troubles vaso-moteurs et sécrétoires, localisés dans une ou plusieurs régions du corps.

2° Les névralgies avec douleur apophysaire d'une part, certaines névroses vaso-motrices et hypercriniques d'autre part, semblent n'être que des formes incomplètes, des degrés différents, ou des formes variées de cette même affection.

Dans les premières, le symptôme *douleur* existe seul (point apophysaire et névralgie). Dans les secondes, les troubles vaso-moteurs ou sécrétoires existent seuls (ou tout au moins priment les autres symptômes).

Enfin, dans le degré le plus avancé ou la forme la plus complète, les trois ordres de phénomènes morbides sont réunis.

Il y aurait donc trois formes ou degrés principaux d'*irritation spinale*.

A. *Irritation spinale exclusivement hyperesthésique* (névralgies avec point apophysaire).

B. *Irritation spinale exclusivement vaso-motrice ou sécrétoire*, ou *névroses vaso-motrices d'origine spinale*, exemples : le goître exophthalmique et le ptyalisme idiopathique.

C. *Irritation spinale* à la fois névralgique et vaso-motrice.

3° Il y a lieu d'établir entre les *névroses vaso-motrices* une distinction analogue à celle qui sépare les névralgies d'origine périphérique des névralgies d'origine centrale.

4° Après le succès obtenu par les résultats appliqués sur le point apophysaire des névralgies et de l'irritation spinale, il est rationnel de penser que les mêmes applications pourront rendre de grands services dans certaines névroses vaso-motrices, telles que le goître exophthalmique, la migraine, et même dans la fièvre intermittente.

5° Les observations de Malone et de Stilling, en même temps qu'elles justifient la conclusion précédente, viennent à l'appui de la théorie qui localise le déterminisme vaso-moteur initial de la fièvre dans la moelle et non dans le grand sympathique.

4.